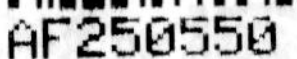

ÉPITRE

À

M. le docteur Poumier,

MEMBRE DU CONSEIL DE L'ARRONDISSEMENT

DE SAVENAY;

PAR LE B.^{on} DE B.

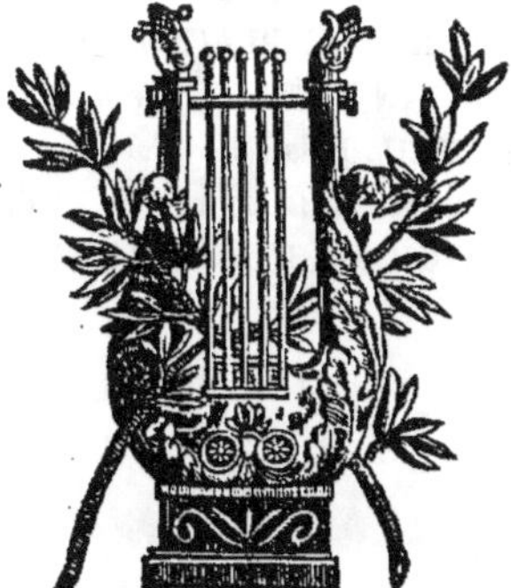

A Nantes,

Imprim. de Mellinet-Malassis.

MAI 1827.

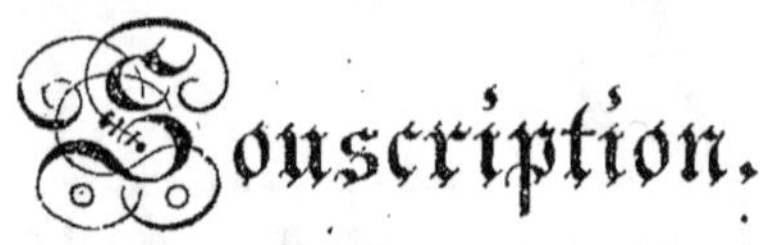

Le Répertoire, imprimé par Rignoux, sur papier cavalier vélin d'Annonay, formera deux volumes in-8°, de quarante livraisons chacun.

Le prix de la livraison, contenant deux pièces en cinq actes, avec les Commentaires et les Remarques, est de DEUX FRANCS. On ne paie rien d'avance.

Il paroît une livraison tous les quinze jours.

Les six cents premiers souscripteurs recevront *gratis* la collection de douze portraits, dessinés et gravés par les premiers artistes de la capitale.

ON SOUSCRIT AUSSI

CHEZ J.-J. NAUDIN, rue Pavée-Saint-André, n° 9.

AMBROISE DUPONT ET RORET, quai des Augustins, n° 37.

THOISNIER-DESPLACES, rue de Seine, n° 29.

BAUDOUIN FRÈRES, rue de Vaugirard, n° 36.

PONTHIEU, Palais-Royal.

Mme DE BRÉVILLE, rue de l'Odéon, n° 32.

ET A LA LIBRAIRIE DE L'INDUSTRIE, rue St-Marc-Feydeau, n° 10.

PARIS. — Imprimerie de RIGNOUX, rue des Francs-Bourgeois-St.-Michel, n° 8.

ÉPITRE

A

M. LE DOCTEUR POUMIER.

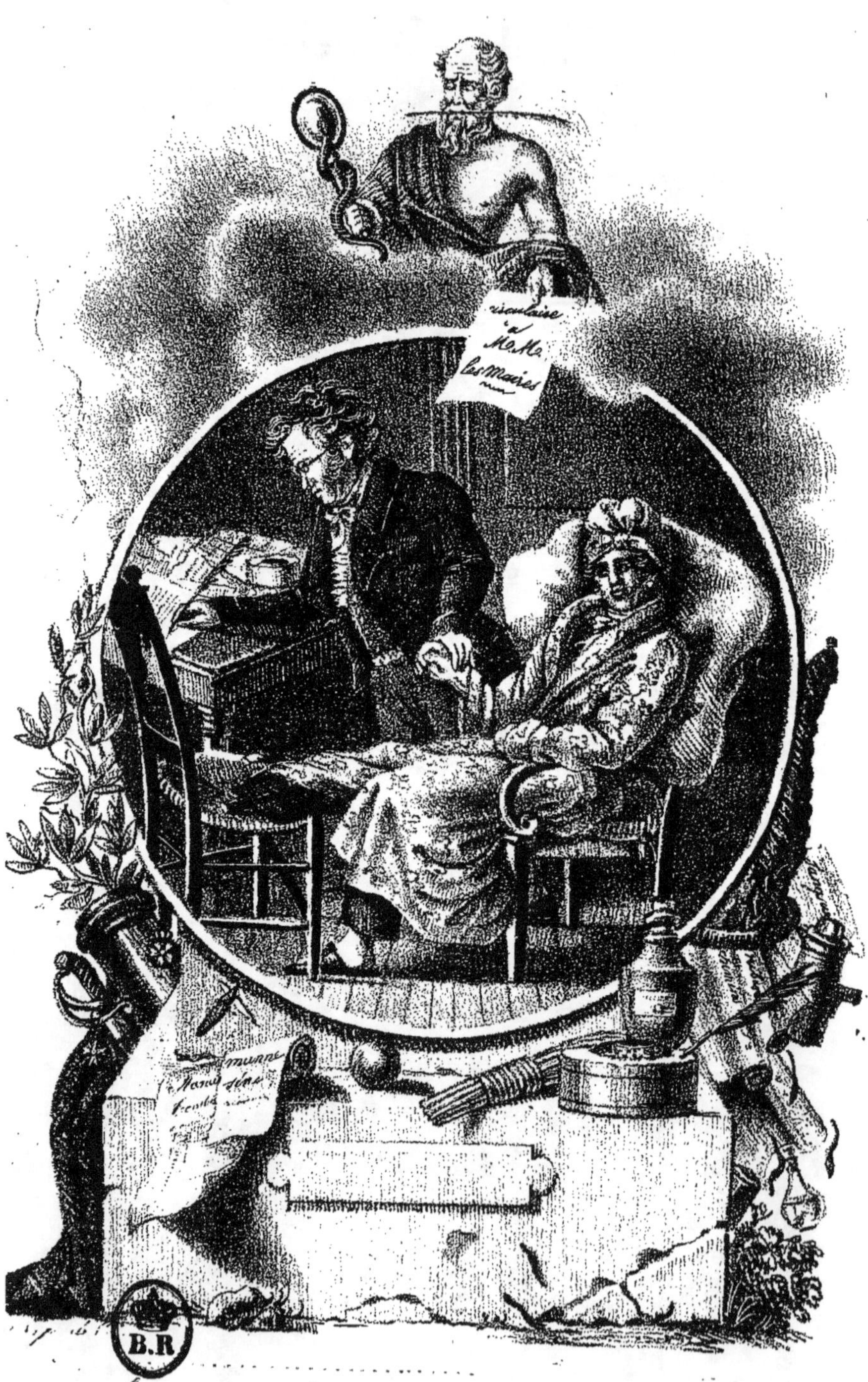

Tâter mon pouls, signer mes circulaires........

ÉPITRE

A

M. LE DOCTEUR POUMIER,

MEMBRE DU CONSEIL DE L'ARRONDISSEMENT

DE SAVENAY ;

PAR LE BARON DE B.

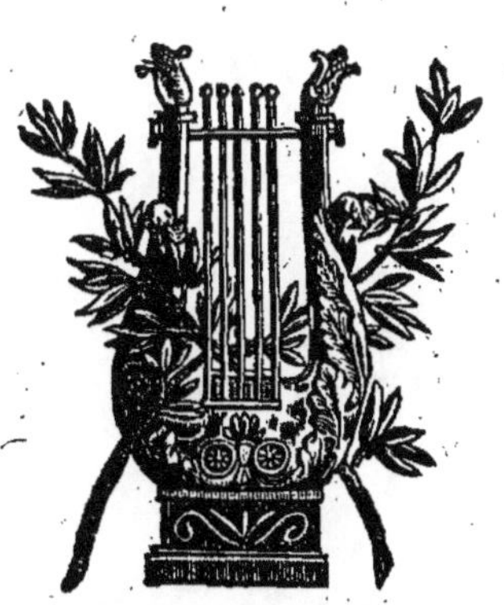

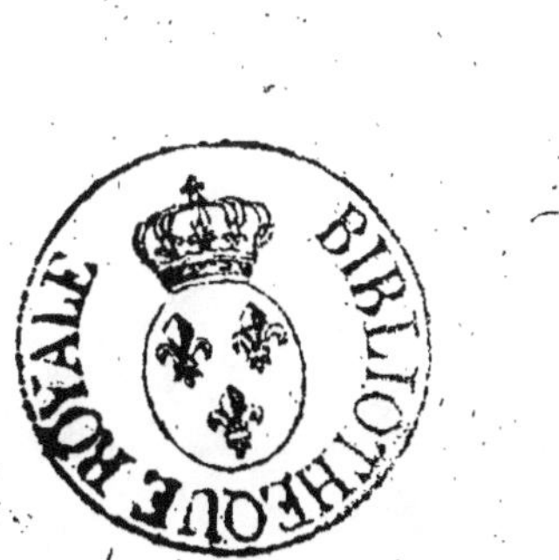

A NANTES,

DE L'IMPRIMERIE DE MELLINET-MALASSIS.

1827.

ÉPITRE

A

M. LE DOCTEUR POUMIER,

MEMBRE DU CONSEIL DE L'ARRONDISSEMENT

DE SAVENAY.

Eh bien! docteur, il n'est point en défaut
Ton merveilleux et consolant présage :
Décidément, j'ajourne le voyage
Que chez Pluton j'allais faire trop tôt.
L'hiver encor n'a blanchi ma perruque ;
Et franchement, ma tête n'est caduque

A si haut point que, pour la restaurer,
Il soit urgent de me faire enterrer.
Quel sort, d'ailleurs, me garde l'autre monde?
D'un seul des biens que j'y puis rencontrer
Existe-t-il quelqu'un qui me réponde?
Hélas ! des maux qu'on éprouve ici-bas
Nous connaissons la force et la durée;
Mais, nul ne peut de l'humaine contrée
Porter la vue au-delà du trépas.
Vouloir la mort, me semble une imprudence,
Et je soutiens qu'il est fort peu de cas
Où convoiter ses lugubres appas
Soit un honneur permis à la vaillance.
Quand, par exemple, aux enfants de la France,
Sous un laurier elle offre un rendez-vous,
Avec transport ils se présentent tous;
Mais, lorsqu'advient la piteuse occurrence
Où loin des camps elle exige audience,
La faire attendre est agir sensément.
Mieux vaut encor lui refuser la porte,
Quand on le peut; mais, par malheur souvent,
On ne saurait en user de la sorte.

Ainsi, docteur, à mon corps défendant,
L'autre matin j'allais quitter la vie :
Tes soins, ton art, ou plutôt ta magie,
Fort à propos sont venus m'arrêter;
Un pas de plus je roulais dans l'abîme;

Encore un peu, le souffle qui m'anime
Allait s'éteindre. En vain pour résister
J'ai fait appel à ma philosophie :
Elle dormait; et, malgré mon envie,
Aux coups du sort ne pouvait riposter.

Mon cher Poumier, telle était ma faiblesse,
Que je partais d'assez mauvaise humeur :
Je regrettais ce monde séducteur,
Drame charmant que chérit la jeunesse,
Où l'âge mûr calcule avec adresse
Chances d'honneur et surtout de profit;
Ce drame auquel la vieillesse elle-même
Gaîment assiste et souvent applaudit.
Croyant toucher à la scène suprême,
J'allais gagner tristement mon réduit;
Et, pour mourir en homme qui sait vivre,
Discrètement je m'esquivais sans bruit,
Sachant d'ailleurs que personne à me suivre
Ne montrerait un grand empressement.
Aucun exploit, nul service éclatant
N'ayant encor rendu mon nom célèbre,
Je m'en allais sans oraison funèbre,
Sans mausolée, orgueilleux monument
Que trop souvent, en ces jours de démence,
La flatterie élève à la puissance.
Je n'ai rien fait; je n'ai rien mérité.
Quelques brins d'herbe, un buisson écarté,

Etaient assez pour abriter ma cendre :
Paisiblement la tombe allait reprendre
Ce que du ciel je reçus en naissant,
Esprit chétif et corps à l'avenant.
Notre curé, qui possède recette,
Pour consoler le juste et le méchant,
Notre curé, toujours sage et prudent,
Déjà deux fois m'avait lavé la tête.
Je sais enfin qu'il m'avait apprêté,
Pour effacer souvenirs de folie,
Blanche innocence, odeur de sainteté,
Et passe-port visé pour l'autre vie.

De ton côté, cher docteur temporel,
En ma faveur tu faisais des merveilles :
Tu te couvrais d'un honneur immortel
En t'exposant pour sauver mes oreilles.
Fermer la bouche à ce maudit Caron
Qui m'appelait du ténébreux rivage ;
Quoique docteur, donner, contre l'usage,
Un pied de nez au seigneur de Pluton ;
Braver, dompter la Parque impitoyable ;
Lui dérober ses funestes ciseaux ;
L'obliger même à tourner ses fuseaux ;
L'audace est grande et le tour impayable.

Et cependant il est, mon cher Poumier,
D'autres exploits dont je te sais capable :

Je vais prouver que si tu n'es le diable,
Il a du moins de toi fait un sorcier.

Né pour la guerre, ébloui de ses charmes,
Je fus jadis attiré dans les camps :
Héros futur, dès mes plus jeunes ans
J'idolâtrai le tumulte des armes.
J'étais heureux, lorsque, le fer en main,
J'allais cherchant, par voie et par chemin,
Un peu de gloire et quelque renommée :
J'étais heureux, lorsque, le verre en main,
Joyeux soldat d'une vaillante armée,
J'allais chantant l'amour et le bon vin.
Jeune, garçon, Français et militaire,
Il fallait bien que je fusse galant ;
Mais, entre nous, aux plaines de Cythère,
On me voyait mener le sentiment
Tambour battant. Léger par caractère,
Rien n'arrêtait ma belliqueuse ardeur,
Et, pour dicter quelques mots à l'histoire,
J'aurais, morbleu, sans scrupule et sans peur,
Escaladé le temple de Mémoire.

Rêves brillants ! un bon coup de canon
A dissipé ma vaine illusion :
Un malotru, disposant de la foudre,
A mis ma jambe et mes lauriers en poudre.
Depuis ce jour mon étoile pâlit :

L'amour, pour moi, ne bat plus que d'une aîle ;
J'ai, dans Paphos, perdu de mon crédit ;
Momus lui-même, à mes désirs rebelle,
Me laisse à peine agiter ses grelots ;
Dame Pallas m'ose tourner le dos :
Toujours en paix, aux rives de la Loire,
Je cherche en vain nos barbes de sapeurs ;
Mon tympan vibre à d'ignobles clameurs
Et n'est frappé d'aucun chant de victoire :
Je ne cours plus ; je bois du vin nouveau ;
Bourgeoisement je dicte du grimoire,
Et de plain-pied je trouve mon bureau.

Nouveau Samson, privé de ma moustache,
Je végétais sans force et sans ardeur :
J'étais mâté ; mais enfin, cher docteur,
Je suffisais à ma nouvelle tâche,
Quand, tout-à-coup, le travail et l'ennui
M'ont renversé sur le lit de souffrance.
Adieu l'emploi, si, de ta complaisance,
Tu ne m'offrais l'infatigable appui.
Honneur cent fois à la vaste cervelle
Que le destin plaça sous ton bonnet !
Officieuse autant qu'officielle,
Elle t'a dit le généreux secret
De voir doubler les effets de ton zèle ;
D'être à la fois magistrat et docteur ;
De me soigner, de faire mes affaires,

Tâter mon pouls, signer mes circulaires,
Et de parler avec égal bonheur,
Marais, quina, garnisaire, émétique,
Peste, journaux, démence, politique,
Budget, pillule, abcès, élections,
Députés, thé, lois, indigestions.
Finalement, s'il était nécessaire,
On te verrait, je crois, d'un tour de main
Administrer, purger le genre humain,
Et remplacer Esculape et C........

Poursuis le cours de ta prospérité :
Moi qui du sort ne suis l'enfant gâté,
Qui, trop souvent, éprouvai sa colère,
A la raison je devrais revenir,
Et quelque jour j'y reviendrai sans doute;
Mais, cher docteur, je lis dans l'avenir
Que je ferai plus d'un faux pas en route.
Comment pourrais-je, hélas ! m'en empêcher?
Plus droit que moi tu marches en ce monde,
Et cependant ce n'est pas sans broncher.
Crains, si tu veux, que la sagesse en gronde;
Pour moi, vraiment, je suis bien son valet,
Et je prétends quelquefois, s'il me plaît,
Rouler encor sur la machine ronde.
Puisque j'échappe à l'avare Caron,
Quoique déjà d'un pied dans sa nacelle,
En attendant le retour du barbon,

A la gaîté je veux rester fidèle.
De la santé qu'aujourd'hui tu me rends,
Je veux jouir avec ou sans prudence :
Fasse le ciel que j'éprouve long-temps
Ton amitié, rarement ta science ;
Et de mon cœur puissent les battements
Ne t'annoncer que ma reconnaissance.

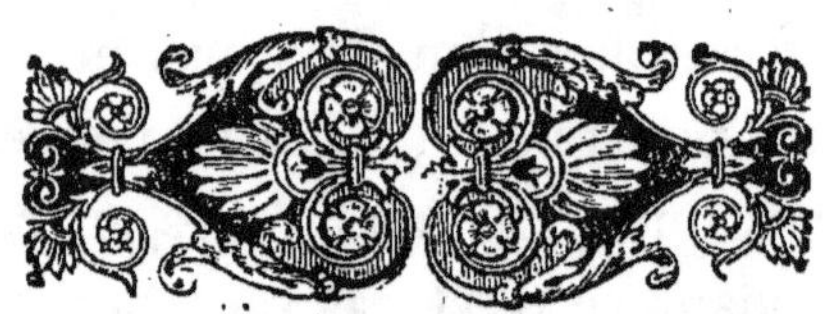

www.ingramcontent.com/pod-product-compliance
Lightning Source LLC
Chambersburg PA
CBHW051505060726
47596CB00007B/2928